Dr Charles PIERROT

Médecin Stagiaire au Val-de-Grâce.

De

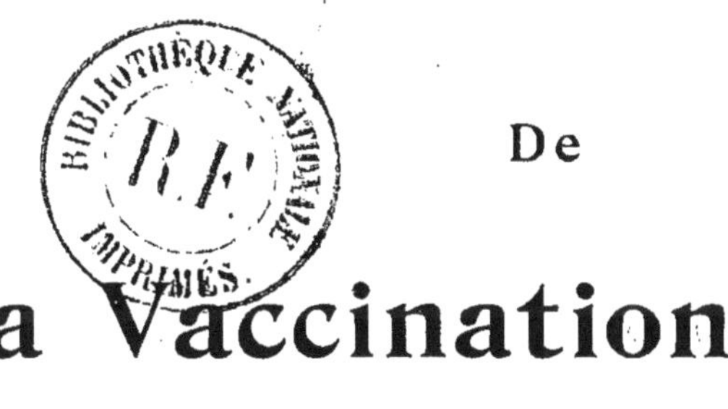

la Vaccination

du Nouveau-Né

LYON. — IMP. A. REY

DE
LA VACCINATION
DU NOUVEAU-NÉ

DE
LA VACCINATION
DU NOUVEAU-NÉ

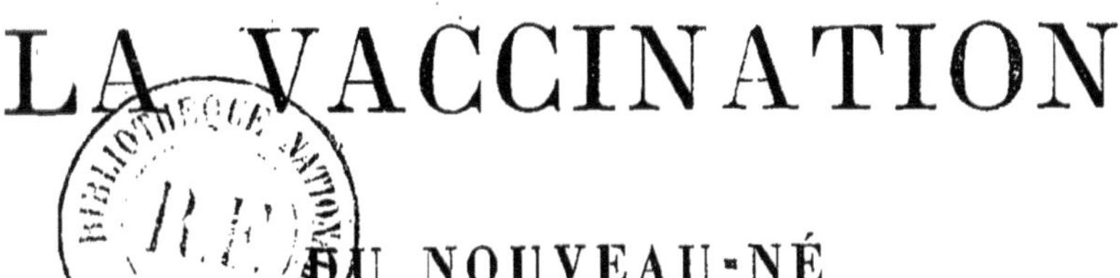

PAR

Le Dr Charles PIERROT

Médecin Stagiaire au Val-de-Grâce.

LYON

A. REY & Cie, IMPRIMEURS-ÉDITEURS DE L'UNIVERSITE

4, RUE GENTIL, 4

1904

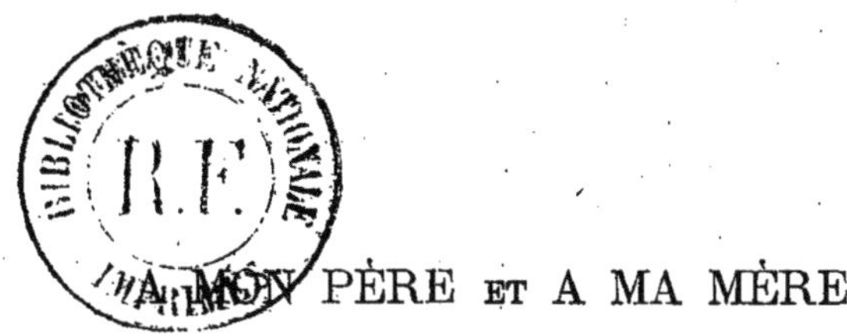

A MON PÈRE ET A MA MÈRE

Je dédie ces quelques pages, faible témoignage
de ma profonde affection et de ma reconnaissance.

A TOUS CEUX QUI ME SONT CHERS

A mon Président de Thèse

Monsieur le Professeur WEILL

Professeur de Clinique médicale infantile à la Faculté de Médecine de Lyon
Médecin des Hôpitaux.

A Monsieur l'Agrégé FABRE

Accoucheur des Hôpitaux de Lyon.

INTRODUCTION

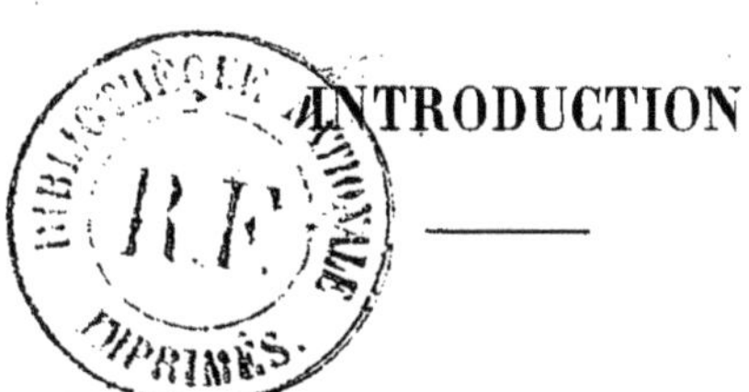

Lors d'une épidémie assez grave de variole, en octo-
bre 1898, un enfant de vingt-trois jours succomba, peu
de temps après sa sortie de la Maternité de la Croix-
Rousse, au cours d'une variole hémorragique.

Ce fait mettait en lumière tout le danger auquel sont
exposés, en temps d'épidémie, les nouveau-nés des Maternités, que l'on abandonne en milieu contaminé, avant
de les avoir immunisés par la vaccination.

Ce danger existe même pendant le court séjour des
enfants dans l'établissement hospitalier, les femmes qui
entrent chaque jour à la Maternité étant susceptibles
d'y apporter les germes infectieux.

Quelques cas isolés de variole s'étant déclarés, en
1902, dans la population flottante des faubourgs de
Lyon, M. l'agrégé Fabre s'est décidé à faire vacciner
tous les nouveau-nés de son service, d'abord à la Maternité de la Croix-Rousse, puis à celle de l'Hôtel-Dieu. —
Et c'est ainsi que nous fûmes appelé à pratiquer un
nombre assez considérable de vaccinations, non seulement sur des enfants de deux ou trois jours, mais encore sur des enfants pris quelques heures, ou même
quelques instants après leur naissance. — C'est là ce

que nous entendrons par *vaccination hâtive* ou *vaccination précoce*, au cours de notre travail.

On admet communément que, hors le cas d'épidémie, il est préférable d'attendre le troisième mois pour vacciner les enfants. Certains auteurs se refusent même à toute vaccination antérieure, pour des motifs dont quelques-uns n'ont pas été sans nous émouvoir au début de nos opérations, et qui nous ont fait y apporter continuellement les soins les plus minutieux.

L'absence complète d'accident et les résultats satisfaisants que nous avons obtenus nous ont conduit à discuter les raisons qui font habituellement rejeter la vaccination précoce.

D'accord avec la plupart des accoucheurs allemands, et, en France, avec Fonssagrives (1), Jaccoud (2), Dieulafoy (3), nous avons été amené à penser, à la suite de nos observations personnelles, que la vaccination du nouveau-né — loin de présenter les inconvénients et les dangers qu'on lui a reprochés — serait plutôt à préconiser. C'est ce que nous essayerons de démontrer dans notre première partie. — Mais nous avons aussi remarqué que l'inoculation de la vaccine, dans les premiers instants de la vie, demandait une technique un peu spéciale et une lymphe vaccinale très active : ce sera le sujet de notre seconde partie.

Avant d'entreprendre ce modeste exposé, nous tenons

(1) *Leçons d'hygiène infantile*, 1882, chap. Vaccine.
(2) *Traité de médecine*, 1883.
(3) *Traité de pathologie interne*, 1901.

à assurer de notre gratitude tous ceux de nos maîtres civils ou militaires qui nous ont porté de l'intérêt durant le cours de nos études médicales.

Nous remercierons spécialement M. l'agrégé Fabre, à qui revient l'idée première de cette étude, pour l'amabilité avec laquelle il nous a toujours accueilli et a mis à notre disposition les ressources de son laboratoire.

M. le professeur Weill nous fait le·grand honneur d'accepter la présidence de cette thèse. Nous le prions de vouloir bien agréer l'hommage de notre plus respectueuse reconnaissance.

Nos remerciements iront également à nos premiers maîtres de Poitiers, MM. les professeurs Delaunay et Faivre, qui nous ont toujours montré la plus grande bienveillance.

En quittant l'Ecole du Service de Santé, nous emporterons un excellent souvenir des instants passés dans les services de MM. les médecins-majors Niclot et Chavigny.

LA VACCINATION

DU NOUVEAU-NÉ

I

PEUT-ON PRÉCONISER LA VACCINATION HATIVE?

On peut grouper sous quatre chefs les arguments avancés par les adversaires de la vaccination précoce.

Elle est *inutile*. — Elle est *dangereuse*. — Elle ne procure pas une *immunité durable*. — Le nouveau-né y est souvent *réfractaire*.

Voyons donc si ces différentes accusations sont réellement fondées. Nous exposerons en même temps nos arguments, tirés des résultats obtenus au cours de nos vaccinations.

1° La vaccination du nouveau-né est-elle inutile?

On a dit que le jeune enfant présentait une certaine immunité vis-à-vis de la variole. La maladie étant rare avant le troisième mois, inutile de faire courir des dangers à l'enfant, en cherchant à l'immuniser contre une infection hypothétique.

Tout le monde est d'accord, il est vrai, pour admettre

le peu de fréquence de la variole dans les premiers mois de la vie. — Mais, dirons-nous, du seul fait que la maladie ne se rencóntre guère chez le nouveau-né, on ne peut en déduire qu'il soit superflu de chercher à l'en préserver. — Il suffit d'être susceptible de contracter la variole pour qu'il y ait indication à être vacciné.

Et, en effet, « la variole est de tous les âges », lisons-nous dans tous les traités de médecine. Après la naissance, nous dit Comby, l'enfant contracte la variole dans les mêmes conditions que l'adulte.

Sans revenir sur le cas du nourrisson de la Croix-Rousse, cité au début de ce travail, Bousquet nous rappelle que plusieurs enfants ont payé leur tribut à la variole presque en venant au monde. — Parola, tout en représentant la variole comme peu fréquente chez le tout jeune enfant, dit qu'on pourrait citer de nombreuses exceptions à cette règle. Brière, dans sa thèse, relate deux cas de variole chez des enfants âgés de vingt et trente-neuf jours.

Depaul, dans son article du *Dictionnaire Encyclopédique de médecine*, écrit : « On a cru que le nourrisson n'était pas apte à contracter la variole. C'est une erreur qu'il importe de détruire. On sait, d'ailleurs, que la gravité de la maladie est considérable à cette période de la vie. »

En effet, le pronostic de la variole est d'autant plus sévère que les enfants sont plus jeunes. « Elle est presque toujours mortelle chez les nouveau-nés et les nourrissons non encore vaccinés (1) ». Fonssagrives fait la même re-

(1) Graucher-Comby et Marfan, *Traité des maladies de l'enfance.*

marque dans ses *Leçons d'hygiène infantile*.

On ne saurait donc trop se hâter de chercher à immuniser les jeunes enfants contre l'atteinte toujours possible d'une maladie qui, chez eux, entraîne presque fatalement la mort.

2 **La vaccination est-elle dangereuse pour le nouveau-né ?**

Une seconde objection, celle-ci beaucoup plus grave, a été adressée aux partisans de la vaccination précoce.

On sait que le nouveau-né est un terrain excessivement propice au développement des infections cutanées. Faut-il rappeler avec quelle facilité l'érysipèle, les phlegmons, les lymphangites se développent chez lui et déterminent souvent des toxhémies et des pyohémies mortelles ? La plaie ombilicale est déjà une porte ouverte à bien des inoculations septiques. Inutile d'augmenter encore les chances d'infection avec la plaie vaccinale. Bouchut (1), en 1878, faisait remarquer que des accidents mortels pouvaient suivre la vaccination pratiquée chez des enfants trop jeunes.

« La vaccine, dit Barthez (2), est une maladie légère qui peut devenir grave, par suite du peu de résistance des enfants naissants. »

Warlomont (3) compte le jeune âge au nombre des causes capables d'en compliquer les suites.

(1) *Maladies des nouveau-nés*, 1878.

(2)*Union Médicale de Paris*, 1891.

(3) *Traité de la vaccine et de la vaccination humaine et animale*, 1883.

En dehors des complications septiques ordinaires,
Bousquet (1) insiste sur la production de petites ulcérations, qui ne seraient autres que la forme echtymato-
ulcéreuse dont parlent les traités. Ribemond, Desaigne
et Lepage signalent le même accident chez les tout jeunes enfants. Enfin, devons-nous citer les conclusions de
la thèse de Brière (2), où le vaccin est considéré comme
ayant tué à lui seul beaucoup plus de nouveau-nés que
la variole, durant l'épidémie de l'hôpital des Enfants
trouvés ?

Dans le même ordre d'idée, on a accusé la vaccination prématurée de favoriser le réveil de certaines dia-
thèses, telles que la scofule ou l'herpétisme. Ce dernier
point ne soulève d'ailleurs plus, aujourd'hui, de dis-
cussion.

Que faut-il donc penser de tous ces dangers qui, en
effet, seraient une contre-indication formelle à la vaccination chez le nouveau-né — le premier devoir du médecin étant, avant tout, de ne pas nuire ?

Heureusement pour nous, d'autres auteurs nous présentaient cette petite opération sous un jour un peu
moins sombre et admettaient la vaccination à tout âge,
en temps d'épidémie. Dieulafoy, d'Espine et Picot, Debove et Achard, Gellie, Fonssagrives, Saint-Yves Menard, Wolff et quelques autres relataient que les nouveau-nés supportent très bien les scarifications et que
les craintes alléguées sont plus théoriques que réelles.

Et, en effet, nos résultats ont parfaitement concordé

(1) *Théorie et pratique d'accouchement*, 1900.
(2) **Thèse Paris**, 1865.

avec l'opinion de ces maîtres. Sur les trois cents vaccinations de nouveau-nés que nous avons pratiquées,
nous n'avons eu à enregistrer aucun accident véritable.
Nous tenons cependant à signaler que quelques enfants
ont présenté une légère rougeur autour des pustules :
chez deux seulement, nous avons rencontré des ganglions axillaires et chez un seul de légers phénomènes
fébriles. — Pour ces trois enfants, nous mettons ces
accidents sur le compte de la négligence de la mère,
qui laissa en contact avec une pustule ouverte un vête-
ment de laine chargé de poussières. D'ailleurs, tous
les trois n'en continuèrent pas moins à prendre régu-
lièrement le sein et à augmenter de poids. Citons encore un cas de vaccine à pustules multiples limitées à la
région deltoïdienne, et qui fut accompagné d'une réaction locale assez intense, sans, d'ailleurs, influencer
l'état général.

Dans tous les autres cas, la vaccine nous a paru, au
contraire, présenter chez le nouveau-né une bénignité
toute particulière. Le poids, noté avec soin tous les
jours, a suivi constamment sa courbe normale. Nous
n'avons jamais eu à observer des phénomènes qui ne
sont pas rares durant l'évolution de la vaccine chez des
enfants plus âgés : catarrhe du tube digestif, éruptions
cutanées, agitation, cris, etc.

Localement, les pustules sont moins enflammées,
moins douloureuses. Le plus souvent, la réaction est
limitée à une légère ligne rouge entourant la pustule.
La fièvre et les ganglions axillaires, qui se rencontrent
assez couramment chez les nourissons de deux ou trois
mois, sont ici l'exception.

Pourrions-nous peut-être expliquer ces faits par la raison que l'enfant, immobilisé et isolé dans son maillot, peut irriter ou infecter moins facilement ses plaies vaccinales.

Cette inocuité toute spéciale de la vaccination chez le nouveau-né a, d'ailleurs, été bien avant nous signalée.

Déjà, en 1889, dans son *Inaugural Dissertation*, soutenue devant la Faculté de Greifswald, Ablass signale que la réaction locale de la vaccine est très modérée, sans rapport avec celle des enfants plus âgés, et que la fièvre manque à peu près constamment. D'après lui, le cours du processus local serait accéléré dans toutes ses phases, ce que nous n'avons d'ailleurs pas constaté. Cela tient sans doute à ce qu'Ablass s'est presque toujours servi de vaccin humain.

Max Wolff, en 1890, dans un article sur la vaccination des nouveau-nés, paru dans les *Archives d'anatomie pathologique et de physiologie de Berlin*, constate que les tout jeunes enfants supportent admirablement bien la vaccination, sans réaction générale et sans fièvre.

Friedmann (1), en 1895, dit que, chez les nouveau-nés bien portants, elle ne donne ni fièvre, ni accidents généraux, comme ceux qu'elle donne à un âge plus avancé.

Palm, assistenartz à Gottingen, dans l'*Archiv. für Gynecologie* de 1901, fait observer qu'il n'a jamais rencontré ni ganglion de l'aisselle, ni exanthème. « Les enfants se nourrissent et dorment bien, écrit-il ; ils pa-

(1) *Jahrbuch für Kinderheil* 95, XXVIII, p. 352.

raissent tout à fait bien portants, toutes les fonctions de
la vie végétative s'accomplissent à merveille. »

En France, où l'on se montre bien moins enthousiaste
pour la vaccination précoce, Bousquet (1), dès 1833,
assure que, pour les enfants âgés de deux ou trois jours,
la vaccination est aussi douce et aussi bénigne qu'on
peut le désirer.

Dans leurs traités de pathologie interne, Debove et
Achard, Bouchard et Brissot, Dieulafoy signalent que
la réaction vaccinale est moindre, la fièvre moins fréquente que chez l'adulte.

Nos observations nous amènent à conclure dans le
même sens et il semble que les cas malheureux sont
plutôt implicables au défaut d'asepsie, au nombre trop
grand des scarifications ou à la faiblesse et la chétivité
des nouveau-nés qu'à la vaccine elle-même.

Nous n'irons pas, en effet, jusqu'à dire, avec Palm,
que les enfants nés avant terme supportent admirablement bien l'inoculation du vaccin. Nous ferons même
remarquer qu'il nous a semblé plus sage de ne prendre
que des enfants parfaitement bien portants — *écartant
tout prématuré, tout syphilitique en poussée d'accidents,
tout enfant atteint d'une affection aiguë quelconque.*

Ce sont d'ailleurs là les trois seules vraies contre-indications que M. l'agrégé Fabre donne de la vaccination
chez le nouveau-né.

Pour ce qui est du nombre des scarifications, nous
nous sommes toujours contenté d'un seul groupe de
trois incisions, de 3 millimètres de longueur environ, à

______

(1) *De la vaccine*, 1833.

chaque bras ; car nous redoutions la confluence des pustules et la production de vastes ulcérations facilitant l'infection.

Il va sans dire que nous nous sommes toujours entouré de toutes les précautions antiseptiques désirables.

En somme, en ne prenant que des enfants en parfaite santé, à terme, et en limitant le nombre des scarifications, nous pouvons aujourd'hui affirmer l'inocuité de la vaccination chez le nouveau-né.

3° La vaccination précoce confère-t-elle une immunité durable ?

Une autre accusation, non moins sérieuse que la précédente, a été portée contre la vaccination hâtive. On a dit qu'elle ne conférait pas une immunité certaine, ou que, si celle-ci existait, du moins elle n'était pas durable.

Dans son *Traité pratique de vaccination animale*, en 1889, Layet, frappé de la chétivité des pustules et de la réaction peu intense du Cow-pox dans les premiers instants de la vie, veut voir dans ce fait la raison des résultats positifs qu'il a obtenus chez des enfants qui auraient dû posséder encore l'immunité.

« Des enfants de quelques semaines, écrit-il, n'ayant eu qu'une ou deux pustules vacinales sur six, ont été revaccinés avec succès quelques mois après, tandis que chez des enfants plus âgés et bien portants, une seule pustule met à l'abri. »

Nous lisons plus loin : « Il nous arrive de nous retrouver en présence d'enfants de six ou sept ans vaccinés par ce service à son début — et la vaccination réussit chez des enfants d'autant plus jeunes que la première vaccination a été plus rapprochée de la naissance. »

Longet émet une opinion à peu près semblable : « Les pustules obtenues chez le nouveau-né paraissent n'avoir que des propriétés préservatrices douteuses, et leur lymphe, inoculée à d'autres enfants, ne donne pas lieu toujours à une véritable pustulation vaccinale. »

Ces faits n'ont pas été sans nous étonner. Nous avons remarqué, en effet, que, si la vaccine, inoculée prématurément, offrait une réaction inflammatoire insignifiante, les pustules n'en présentaient pas moins un développement complet (d'une largeur d'une pièce de 50 centimes environ) et suivaient une évolution tout à fait normale. Il serait donc *a priori* bien surprenant qu'une maladie à marche normale, accompagnée de pustules véritablement remarquables comme dimension ne fût point capable d'immuniser le nouveau-né pour un temps aussi long qu'elle le ferait chez des individus plus âgés.

Quant au fait que des enfants vaccinés à leur naissance n'ont plus présenté d'immunité six ou sept ans après, il ne doit pas nous paraître extraordinaire. Il n'est pas rare de rencontrer des adultes ayant perdu leur immunité au bout de ce laps de temps. La durée de l'état réfractaire dépend non seulement de l'intensité de l'infection première, mais du sujet, de la qualité de la lymphe employée et du mode d'inoculation.

Il est regrettable que nous ne puissions suivre nos vaccinés le temps désirable pour rechercher exactement la durée de leur immunité.

Cependant, nous pouvons donner les résultats de deux

épreuves qui, sans être absolument démonstratives, plaident du moins en notre faveur.

Nous avons eu l'occasion de rencontrer à la consultation des nourrissons deux enfants que nous avions vaccinés avec succès au moment de leur naissance, l'hiver dernier, c'est-à-dire huit mois auparavant. Nous les avons revaccinés avec notre meilleur vaccin, et les deux inoculations ont été suivies d'insuccès. Pour ces deux enfants, pris au hasard, l'état réfractaire existait encore.

Une seconde épreuve, qui répond directement à l'objection de Longet, nous a semblé porter beaucoup plus juste : Nous avons recueilli du vaccin sur des pustules de nouveau-né (en prenant, bien entendu, toutes les précautions nécessaires) et nous avons inoculé avec cette lymphe des enfants eux-mêmes nouveau-nés, condition qui augmente la résistance du sujet à vacciner. Nous avons pu ainsi nous rendre compte du degré de virulence du vaccin évoluant chez de tout jeunes enfants. A cet effet, nous avons pratiqué trois séries de dix vaccinations de bras à bras, prenant pour chaque série un vaccinifère inoculé avec un vaccin différent des deux autres. Nous avons obtenu les résultats suivants :

Vaccinifère vaccin A 10 enfants vaccinés. 10 succès.
Vaccinifère vaccin B   —   9 succès.
                                    (un enfant résultat inconnu)
Vaccinifère vaccin C   —   10 succès.

Ces résultats positifs affirment que le vaccin du nouveau-né est plus actif que toute autre lymphe.

Nous avons été frappé également de la rapidité de

l'évolution de la vaccine provenant d'un inoculation de
bras à bras. La papule apparaît dès le début du second
jour ; les vésicules sont caractérisées dès le troisième
jour. Les pustules présentent une dimension notablement plus grande que celles obtenues avec du vaccin ani-
mal — et malgré cela, sur les vingt-neuf cas que nous
avons observés, nous n'avons eu à signaler ni fièvre, ni
accidents d'aucune sorte.

Ablass, dans sa thèse, et bien d'autres avaient déjà
remarqué l'activité plus grande et l'évolution plus rapide de la lymphe humaine. Quant à nous, nous in-
sistons surtout sur *le beau développement des pustules,
même lorsque le vaccin est pris chez un enfant très
jeune.*

*Devant ces résultats, il n'y a pas de raison pour
croire que l'immunité conférée par une vaccine inoculée dans les premiers instants de la vie soit moins durable que celle produite par une vaccination pratiquée
deux ou trois mois plus tard.*

4° Le nouveau-né est-il refractaire à la vaccine ?

Une autre raison qui fait souvent attendre pour vacciner l'enfant est que l'on croit volontiers que, dans les
premiers moments de la vie, il jouit d'une certaine
immunité vis-à-vis de la vaccine. Pourquoi, alors, es-
sayer de lui inoculer une maladie qu'il ne prend pas ?

Et, en effet, on a maintes fois relaté que le nouveau-né
présentait une certaine résistance à la vaccination.

Dès 1842, Berton (1) écrivait que le vaccin a la

---

(1) *Traité des maladies de l'enfance*, 1842.

plus grande peine à prendre chez les tout jeunes enfants.

Dans les conclusions de la thèse d'Ablass, nous lisons : « La vaccination des nouveau-nés de quelques
jours donne un pourcentage notablement moindre de
succès. » Sur 120 vaccinations de nouveau-nés, il eut,
en effet, 27 résultats négatifs, ce qui ferait une proportion de 22 pour 100 de réfractaires.

A la suite de nos expériences personnelles, tout en
reconnaissant que le nouveau-né est moins réceptif à la
vaccine que les enfants plus âgés, nous croyons pouvoir affirmer que la proportion des sujets réfractaires
doit être diminuée considérablement. En employant
deux excellents vaccins et en nous plaçant dans les
meilleures conditions possibles de technique, nous sommes arrivés à compter 96 succès sur 100 vaccinations —
et encore, nous devons ajouter que sur les 4 soi-disant
réfractaires, nous n'avons pratiqué qu'une fois l'inoculation. Peut-être eussions-nous eu un nombre plus
grand encore de résultats positifs en renouvelant la
vaccination deux ou trois fois.

Nous sommes heureux de constater que Dubiquet (1)
arrive à une proportion sensiblement équivalente à celle
que nous avons obtenue. Il trouve 91,9 pour 100 de succès sur des nouveau-nés pris dans les mêmes conditions
que les notres, c'est-à-dire dont les mères n'ont pas été
vaccinées pendant leur grossesse.

Voyons donc comment l'on pourrait expliquer le nom-

---

(1) *Immunité naturelle et acquise envers la vaccine* (th.
Lille, 1890).

bre aussi considérable d'enfants considérés réfractaires
à la vaccine.

Deux hypothèses sont possibles :

Ou bien le nouveau-né possède une véritable immunité vis-à-vis de la vaccine : cette immunité pouvant
être, d'une part, une hérédité *familiale*, certaines fa-
milles étant réfractaires à la vaccine et à la variole,
comme certaines races le sont pour la fièvre jaune.
Cette immunité pouvant, d'autre part, tenir à une *immunité acquise de la mère*, se transmettant au fœtus à
travers le placenta.

Ou bien, il ne s'agit pas d'une véritable immunité,
mais d'une *certaine résistance* du nouveau-né à la vaccine, analogue à celle qu'il présente pour certaines autres éruptives : variole, rougeole, scarlatine.

A. — *Que faut-il penser de l'immunité familiale ?*

Ce fait est très exceptionnel. Nous ne l'avons pas
trouvé signalé dans les auteurs, et cependant M. Fabre
en a trouvé une très belle observation. Il s'agissait d'une
secondipare, âgée de vingt-six ans, sur laquelle aucune
vaccination n'avait eu de résultat, qui fut revaccinée
avec une lymphe très active, trois fois sans succès. Son
premier enfant n'avait jamais pu être vacciné et il en
fut de même pour le second.

B. — *La réceptivité du jeune enfant peut-elle être allé-
rée par la transmission de la mère au fœtus d'une
immunité acquise, soit ancienne, soit récente ?*

Dans leur compte rendu à l'Académie des sciences (1),
Beclère, Chambon, Menard et Coulomb écrivent :

(1) *Compte rendu Ac. des Sc.*, 24 juillet 1899.

 · « L'immunité passe de la mère au fœtus, que la mère ait été vaccinée pendant ou avant la grossesse, si éloignée que soit la date de la vaccination, alors même que celle-ci remonte à la première enfance. »

Dans une note statistique sur l'immunité vaccinale et sa transmission intra-utérine, parue dans le *Lyon médical* du 13 mai 1900, M. Piery donne les résultats de vaccinations pratiquées sur les entrantes et les nouveau-nés de la Charité. Il arrive à cette conclusion que les nouveau-nés sont d'autant plus réfractaires à la vaccine que leur mère possède une immunité de date plus ancienne. Ainsi, lorsque l'immunité maternelle provient d'une vaccination pratiquée dans la première enfance, 70 pour 100 des enfants résisteraient à l'inoculation vaccinale.

Nous osons dire que les chiffres de M. Piery nous ont semblé excessifs. Tout d'abord et *a priori*, il paraît extraordinaire que l'immunité maternelle passe d'autant plus facilement à l'enfant qu'elle est plus ancienne. D'ailleurs, parmi les auteurs qui se sont occupés de la question, la plupart, entre autres Underhill, Burckhardt Behm, Kollock soutiennent que plus la vaccination immunisante est pratiquée près de l'accouchement, plus l'enfant a de chances d'acquérir l'immunité. Nous devons en déduire que les chances sont encore moindres si la mère est vaccinée avant la grossesse.

D'autre part, tout le monde constate que cette transmission de l'état réfractaire dû à une vaccination soit ancienne, soit récente, pratiquée avant la grossesse, est loin d'être la règle.

Beclère, Chambon, Ménard et Coulomb nous déclarent qu'elle ne s'observe pas chez toutes les femmes en possession d'immunité au moment de l'accouchement, mais seulement chez celles dont le sérum est anti-virulent vis-à-vis de la lymphe vaccinale, c'est-à-dire seulement chez un petite nombre d'entre elles.

M. Vaillard écrit, en 1896, dans les *Annales de l'Institut Pasteur* : « Cette transmission de l'immunité maternelle ne se produit peut-être pas aussi communément dans l'espèce humaine qu'on est tenté de le croire. Pour l'observer expérimentalement, on est obligé de recourir à des animaux hypervaccinés, dont l'immunisation est portée à un degré qu'une simple atteinte de la maladie infectieuse ne confère jamais. ».

M. Vaillard insiste également sur la durée très passagère de cette immunité (trois ou quatre semaines). Pour Ehrlich, elle résulterait uniquement de l'apport de la substance antitoxique contenue dans l'organisme maternel. De là sa disparition après l'élimination de cette substance.

Dubiquet va même jusqu'à dire que, si l'immunité vaccinale acquise par les parents peut être transmise au fœtus dès la conception, cette immunité est si peu durable qu'on n'en trouve plus trace au septième mois de la grossesse.

« Dès l'instant où l'enfant est viable, dit-il, dès le septième mois de la vie intra-utérine, il offre vis-à-vis de la vaccine une réceptivité suffisante pour le succès des inoculations, réceptivité aussi grande qu'elle le sera plus tard. »

Par conséquent, chez un enfant à terme, le seul chez lequel on doive pratiquer la vaccination hâtive, il ne faudrait plus tenir compte de l'influence de l'immunité de la mère.

Sans aller aussi loin, nous nous rallierons à l'opinion d'Hervieux, partagée par M. le professeur Weill (1) et nous dirons que la vaccination antérieure à la grossesse confère à l'enfant une *immunité douteuse*.

Nous-même, en pratiquant la vaccination sur un grand nombre de mères de la Maternité de l'Hôtel-Dieu et sur leurs enfants, peu de temps après l'accouchement, nous avons constaté les faits suivants :

La majorité de ces mères, âgées de plus de vingt ans, n'ont pas été revaccinées depuis leur première enfance. La plupart ne possèdent plus d'immunité : un bon vaccin donne toujours chez elles un résultat positif. Sept mères non vaccinées depuis leur enfance ont cependant été réfractaires ; mais, sur les sept enfants vaccinés, chacun avec deux vaccins différents, six ont présenté au moins une inoculation positive.

D'un autre côté, nous avons trouvé huit mères immunisées par le fait d'une vaccination pratiquée quatre ou cinq ans auparavant (date de l'épidémie de variole de Lyon). Cinq fois leurs enfants ont été réceptifs. Il faut ajouter que nous n'avons pas réitéré la vaccination sur les nouveau-nés, dans les cas où le vaccin n'a pas pris.

Nous avons donc, nous aussi, noté l'inconstance de la transmission intra-utérine d'une immunité acquise par la mère avant la grossesse.

L'état réfractaire du nouveau-né vis-à-vis de la vaccine peut également tenir à une variole ou à une vacci-

(1) *Précis de Médecine Infantile*, 1900.

nation positive de la mère pendant la gestation. On sait que, dans quelques cas, une femme enceinte, ayant contracté la variole, n'en a pas moins continué normalement sa grossesse et a mis au monde un enfant qui, sans avoir présenté la maladie, était immunisé en même temps contre elle et contre la vaccine.

Il suffit d'ajouter que ces cas sont excessivement rares. Lorsqu'ils se présentent, ils doivent être, d'ailleurs, notés avec soin.

D'autre part, la thèse de Lop (1) et les travaux de l'Institut Pasteur (2) démontrent par des statistiques l'influence qu'une vaccination positive de la mère peut avoir sur la réceptivité de l'enfant vis-à-vis de la vaccine

La durée de cette immunité, lorsqu'elle existe, est d'ailleurs très restreinte. D'après Lop, on doit penser qu'elle s'use très rapidement et ne doit pas aller au delà de six mois.

Mais combien peu nombreuses sont les mères qui ont été vaccinées durant leur grossesse et, par suite, les jeunes enfants pouvant posséder de ce fait l'état réfractaire ! Même dans les Maternités, on a grand' peine à obtenir la vaccination des expectantes. Aucune des mères dont nous avons vacciné les enfants ne l'avaient été pendant leur grossesse.

Nous n'aurons donc presque jamais, en pratique, à tenir compte de ce facteur d'immunité du nouveau-né.

Cette question nous intéresse, d'ailleurs, directement à un autre point de vue : car, si on peut immuniser le

(1) *Variole et vaccine pendant la grossesse* (th. Paris, 1893).
(2) *Compte rendu Acad. des Sc.*, 24 juillet 1899.

nouveau-né contre la variole par la vaccination de la mère pendant la grossesse, il est parfaitement superflu de soulever la question de la vaccination dans les premiers jours de la vie.

Nous répondrons à cela que cette transmission intra-utérine de l'immunité est loin d'être la règle. De même que pour le cas de l'immunité ancienne, les mêmes auteurs qui en affirment l'existence se gardent bien d'en assurer la constance.

Dans sa thèse, Lop écrit : « On ne peut affirmer, faute de documents suffisants, que l'immunité vaccinale est la règle. » Dans leur compte rendu, Beclère, Chambon, Menard et Coulomb constatent, sans en donner la proportion, l'inégalité de la transmission intra-utérine de l'immunité vaccinale.

Comby, dans les *Tablettes médicales* de 1899, la considère comme temporaire et très inconstante.

Dans son *Traité de médecine infantile*, M. le professeur Weill fait la même remarque.

Tarnier, Budin, Auvard la regardent comme exceptionnelle. D'après d'Espine, elle est même tout à fait hypothétique.

Citons enfin les résultats de Dubiquet qui, sur 75 enfants de mères vaccinées pendant la grossesse, obtient 89,3 pour 100 de succès. La proportion de 20 pour 100 de réfractaires donnée par M. Piery serait donc beaucoup trop forte.

Devant des résultats aussi peu certains, nous devons rejeter cette vaccination intra-utérine et lui préférer la vaccination du nouveau-né, dont nous avons démontré l'inocuité et l'efficacité.

C. — Le nouveau-né présente-t-il une résistance particulière au développement de la pustule vaccinale ?

Il est évident qu'il se trouve certaines maladies pour lesquelles le nouveau-né est moins réceptif que les individus plus âgés. Nous lisons dans l'*Introduction à la Médecine,* de Roger (1904) : « Au moment de la naissance, l'être présente une résistance assez grande à la plupart des infections : la vaccine prend mal, les fièvres éruptives sont tout à fait exceptionnelles, ainsi que la fièvre typhoïde et la diphtérie. »

Mais nous croyons que cette immunité est toute relative et que certaines conditions de virulence des germes ou de pénétration de ceux-ci peuvent vaincre assez facilement cette résistance, due sans doute à la nature des humeurs de l'organisme *jeune.*

En somme, Blanc-Salètes (1) résume ainsi l'opinion générale sur la réceptivité vaccinale à la naissance.

« La réceptivité vaccinale est presque illimitée chez le jeune enfant. D'Espine dit que l'immunité originelle n'est pas supérieure à 1 p. 100. La plupart des auteurs se rapprochent sensiblement de ce chiffre. L'homme est donc naturellement parfaitement réceptif pour le vaccin. »

Ne pouvant expliquer la fréquence des résultats négatifs obtenus par certains auteurs dans la vaccination du nouveau-né, nous sommes amené à nous demander avec Palm (2) si la raison ne doit pas en être cherchée dans la technique de la vaccination et dans la plus ou moins grande efficacité de la lymphe vaccinale.

C'est la question que nous allons maintenant traiter.

(1) *Réceptivité vaccinale aux différents âges* (th. Lyon, 1900).
(2) *Archiv. f. Gynecologie,* 1901, p. 357.

II

TECHNIQUE — INFLUENCE DE LA QUALITÉ
DE LA LYMPHE

On doit admettre que, dans certains cas, le nouveau-né peut présenter à l'inoculation vaccinale une *résistance* qui est due au mode de réaction de son organisme et, à la rigueur, à la transmission intra-utérine de l'immunité maternelle.

Mais, à la suite des vaccinations de nouveau-nés que nous avons pratiquées, nous sommes intimement persuadé que le nombre de ces cas a été considérablement majoré — et nous croyons pouvoir **vaincre** en grande partie cet état soi-disant réfractaire, en employant une lymphe vaccinale très active et en prenant toutes les précautions nécessaires dans l'inoculation.

Bien avant Palm, Hervieux avait écrit : « Il est extrêmement rare que les enfants dits réfractaires résistent à deux ou trois bonnes vaccinations. »

Wolff, dans son compte rendu à la *Société de médecine de Berlin* sur la vaccination du nouveau-né, dit que, dans les cas de résultats négatifs, il faut s'en prendre, non pas à la réceptivité moindre des nouveau- nés, mais à la mauvaise qualité du vaccin.

D'Espine, dans son article du *Dictionnaire de méde-cine et de chirurgie pratique*, affirme que les insuccès de la vaccination tiennent plus à l'opération elle-même ou à la source du vaccin qu'à l'individu vacciné.

Dans son *Manuel pratique des maladies de l'enfance*, il ajoute que, pour réussir dans la vaccination précoce, il faut avoir un vaccin très actif et pratiquer l'inocula-tion avec beaucoup de soin.

Nous n'avons fait que constater ce que ces différents auteurs nous apprennent.

Nous allons nous occuper d'abord de la technique de la vaccination. Nous traiterons ensuite de l'influence de la qualité du vaccin.

Quelles sont donc les causes de la difficulté d'inocu-lation du vaccin chez le nouveau-né, et comment peut-on y remédier ?

Palm signale en premier lieu la surface de peau plus restreinte qui nous est offerte et qui nous oblige à limi-ter le nombre des points d'inoculation. Nous n'attache-rons pas une grande importance à ce fait : il va sans dire que, le nombre des scarifications étant moindre, les chances de succès sont évidemment un peu moins nombreuses. Mais rien n'empêche de faire des scarifica-tions dans une région plus vaste que la région deltoï-dienne — sur la ligne mammaire, au niveau des fausses côtes, par exemple. Là, nous pouvons pratiquer autant de scarifications que l'on désirera, en les isolant suffi-samment les unes des autres. Cette région présentera, de plus, l'avantage d'être moins soumise aux frotte-ments que l'épaule et de ne pas offrir de groupes gan-glionnaires superficiels dans son voisinage. *M. l'agrégé*

Fabre considère même cette partie du corps comme la région d'élection chez les filles.

Pour notre part, nous n'avons pas remarqué que le nombre des points d'inoculation ait une aussi grande importance qu'on veut bien le dire. Nous n'avons presque toujours fait que deux groupes de scarifications (un à chaque bras) et nous n'avons obtenu que des résultats encourageants.

Les modifications que subit la peau du nouveau-né dans les quelques jours qui suivent la naissance, sont, à notre avis, cause de beaucoup plus d'insuccès. Longet et Palm avaient, déjà, attiré l'attention sur ce point.

On sait qu'après sa naissance, l'enfant offre une peau fine et souple, enduite d'un vernis sébacé plus ou moins abondant. Vers le troisième jour, commence un travail de dessiccation qui amène la chute de l'épiderme sous forme, soit de larges plaques, soit de petites écailles, soit même d'un véritable furfur analogue à celui de la rougeole. Cette desquamation peut durer jusqu'au quinzième jour. Elle est plus rapide et plus complète chez les enfants à terme que chez les prématurés.

Si l'on vaccine dans les trois premiers jours, on est en présence d'une surface cutanée excessivement tendre, *qui saigne très facilement* et dont l'enduit sébacé, s'étalant plus ou moins sur la surface scarifiée, peut très bien gêner la pénétration du virus.

Si la vaccination est pratiquée dans les jours suivants, la *peau est sèche*, dure, ridée, fendillée, recouverte de petites écailles ou de furfur, dont les débris forment avec la lymphe une masse épaisse qui ne peut être absorbée par le réseau sous-malpighien. De plus, devant une semblable surface cutanée, offrant une certaine résistance au vaccinostyle, on est tenté souvent de donner une impulsion trop forte à l'instrument et de déterminer ainsi une petite hémorragie qui entraîne le vaccin. Voilà, ce nous semble, la raison du conseil que donnent Debove et Achard : ne vacciner qu'après la sixième semaine ; on opère alors sur une peau mieux développée.

Une autre cause d'insuccès, celle-là moins fréquente, réside dans la présence, sur presque toute la surface cutanée de certains nouveau-nés, particulièrement sur la région deltoïdienne, *d'un duvet très fin et très serré*, que les auteurs allemands désignent sous le nom de *Lanugo-haar*. — Longet, dans son article du *Dictionnaire encyclopédique des sciences médicales*, faisait déjà remarquer que la présence d'une sorte de poil laineux dans les premiers jours de la vie était souvent un obstacle à l'éclosion de la pustule vaccinale. — Nous-même, nous pensons que ce duvet est souvent assez serré et assez développé pour constituer un feutrage isolant au-devant de la sacrification, empêchant la pulpe glycérinée de se mettre en contact avec le torrent circulatoire.

Palm insiste également sur l'excessive facilité avec laquelle saigne la peau du nouveau-né, et nous avons vu, en effet, que, les trois premiers jours surtout, on doit apporter un certain soin pour ne pas blesser le réseau papillaire du derme, qui se trouve très superficiel.

Pour remédier autant que possible à ces différentes causes d'insuccès, nous proposons de suivre la technique suivante :

Tout d'abord, nous dirons que nous choisissons les scarifications comme procédé d'inoculation. Cette méthode nous a semblé préférable aux piqûres toutes les fois que l'on soupçonne un état réfractaire chez le sujet à vacciner. La surface de contact entre le derme et la lymphe étant plus grande, les chances de succès sont évidemment augmentées. Quant aux chances d'infection, elles seraient, paraît-il, plus nombreuses avec les scarifications. Nous croyons que, même chez le nouveau-né, ces craintes ne sont pas fondées si l'on prend toutes les précautions antiseptiques nécessaires.

Nous avons écarté la méthode par grattage, donnant peut-être plus de résultats positifs, mais que Saint-Yves Ménard repousse chez le nouveau-né comme produisant des plaques vaccinales étendues, du gonflement, de la rougeur à l'excès et souvent de la suppuration.

Le procédé du marteau de Mayor, signalé par MM. Jaboulay, Paillasson et Boigey, a été essayé par M. Fabre à la Maternité de la Croix-Rousse. Outre qu'il nécessite un attirail compliqué, il lui a semblé ne pas donner des résultats très satisfaisants. Nous en trouverions peut-être la raison dans la dilution de la lymphe dans la sérosité de la phlyctène, sérosité possédant une action neutralisante plus ou moins prononcée contre le virus vaccin.

Nous conseillons donc de pratiquer sur chaque bras un groupe de trois scarifications de 2 ou 3 millimètres.

Pour laver la surface cutanée, nous donnons la préférence à l'alcool ou à l'alcool-éther. Ce liquide dissout très bien la matière sébacée et décape admirablement la peau écailleuse de l'enfant au moment de la mue.

Son action antiseptique nous semble suffisante et, grâce à son évaporation rapide, il ne peut pas influencer défavorablement le vaccin. On peut, d'ailleurs, enlever les dernières traces d'alcool avec de l'eau bouillie, en prenant le soin de bien assécher ensuite.

Nous recommandons tout spécialement de déposer la lymphe sur la peau avant de pratiquer les petites incisions. On étalera donc tout d'abord le vaccin, de façon à en imprégner toutes les anfractuosités du tégument, si nous sommes à la période de desquamation, ou tout le lanugo, si le sujet à vacciner en est porteur.

Ces précautions prises, on peut pratiquer alors les scarifications, qui doivent être aussi légères que possible, pour éviter toute hémorragie, surtout au début de l'opération. On entamera à peine l'épiderme, puis on écartera délicatement les lèvres de la scarification, de façon à dilacérer les couches de cet épiderme, jusqu'à la partie toute superficielle de la couche de Malpighi. On s'arrêtera dès qu'un piqueté rouge apparaîtra sur la ligne d'incision .

Par ce procédé, la lymphe déposée primitivement s'insinuera d'elle-même entre les lèvres de l'incision, tandis que, si on la dépose secondairement sur la scarification, des bulles d'air peuvent s'interposer dans la fente ou du sang peut s'y être déjà épanché.

On se trouvera bien de l'emploi d'une plume ayant déjà servi, c'est-à-dire légèrement émoussée par le flambage et avec laquelle on sera familiarisé.

Nous croyons ainsi pouvoir remédier à la fréquence de l'hémorragie primitive, la seule importante, à notre avis, l'absorption de la lymphe semblant se faire presque immédiatement. Il est cependant toujours bon de laisser les scarifications à l'abri de tout contact pendant quelques instants.

Toutes ces précautions nous ont paru avoir une certaine importance dans le pourcentage des succès obtenus.

En effet, les résultats enregistrés avec un vaccin déterminé, à nos débuts, alors que nous pratiquions les inoculations sans grande habitude de la vaccination du jeune enfant, ont été sensiblement inférieurs à ceux relevés pour le même vaccin dans ces derniers temps.

C'est ainsi que nous avons obtenu la progression suivante :

Pour un vaccin . .	$\dfrac{27}{100}$	$\dfrac{35}{100}$	$\dfrac{64}{100}$
Pour un 2ᵉ vaccin. .	$\dfrac{32}{1000}$	$\dfrac{79}{1000}$	$\dfrac{81}{1000}$
Pour un 3ᵉ vaccin. .	$\dfrac{80}{1000}$	$\dfrac{94}{1000}$	

Nous avons observé une augmentation analogue dans le total des *succès absolus* chez le nouveau-né, c'est-à-dire obtenus en additionnant tous les enfants qui ont eu un résultat positif, quel que soit le vaccin d'origine.

Au début (été 1902) . . .	$\dfrac{50}{100}$
Puis (hiver 1903)	$\dfrac{86}{100}$
Enfin (été 1903)	$\dfrac{96}{100}$

Le premier tableau nous montre, en même temps,

que si les précautions prises et l'habitude de la vaccination font varier les résultats, la nature du vaccin employé n'a pas une moindre influence.

Pour mettre en évidence le rôle que peut jouer la
qualité de la lymphe, nous nous y sommes pris de la façon suivante :

Nous nous sommes procuré trois vaccins, dont le
premier, que nous appellerons le vaccin A, semblait
inférieur à beaucoup de praticiens. Les deux autres
nous avaient été vantés pour leur activité. Nous les dé-
signerons sous les lettres B et C.

Nous disons dès maintenant que nous ne nous sommes jamais servi que de pulpe fraîche, c'est-à-dire que
nous employions nos tubes ou nos plaques de vaccin
aussitôt après les avoir reçus et que nous les épuisions
dans le minimum de temps.

Nous avons ainsi vacciné trois cents nouveau-nés.

Pour augmenter encore le nombre de nos résultats,
nous avons pratiqué en même temps sur le même enfant deux vaccinations, faites chacune avec une lymphe
différente. Mais, de peur que deux vaccins inoculés
toujours ensemble ne s'influencent réciproquement toujours dans les mêmes conditions, nous avons varié l'ac-
couplement des vaccins. Dans une série, nous avons
combiné A et B. Dans une seconde A et C. Et dans une
troisième B et C. Le même vaccin était toujours inoculé
au même bras, de façon qu'il n'y ait pas d'erreur possible.

Durant le cours de nos expériences, on nous a fait
remarquer que, sur un même enfant, le vaccin inoculé
le premier pouvait influencer le second. C'est pourquoi

nous avons toujours varié l'ordre de nos inoculations, commençant tantôt par l'un, tantôt par l'autre, un nombre de fois à peu près égal.

Nous tenons également à dire que nous avons fait en sorte de faire profiter les trois vaccins des précautions pouvant influencer le succès et dont nous découvrions l'importance au fur et à mesure. C'est ainsi que la première série de 100 vaccinations, où nous combinions les vaccins A et B, n'a pas été pratiquée tout entière dans nos débuts. Les quarante premiers nouveau-nés ont été vaccinés à la Maternité de la Charité, dans l'été 1902. Les soixante derniers l'ont été tout récemment.

En opérant ainsi, le vaccin A, qui aurait pu être inoculé dans des conditions moins avantageuses, semble avoir eu à peu près les mêmes chances de succès que les deux autres.

Le tableau suivant résume la marche que nous avons suivie dans nos combinaisons de vaccins :

Été 1902	A et B	40 vaccinations.
Hiver 1903	A et C	100 vaccinations.
Été 1903	B et C	100 vaccinations.
—	A et B	60 vaccinations.

En opérant comme nous venons de l'exposer, nous sommes arrivés aux résultats suivants :

Vaccinations simultanées pratiquées sur les deux bras avec deux vaccins différents	Pourcentage des succès obtenus avec les vaccins.		
	A	B	C
Combinaison AB (1ʳᵉ série).	$\frac{27}{100}$	$\frac{32}{100}$	
Combinaison AC	$\frac{35}{100}$		$\frac{80}{100}$

Vaccinations simultanées pratiquées sur les deux bras avec deux vaccins différents	Pourcentage des succès obtenus avec les vaccins.		
	A	B	C
Combinaison BC		$\dfrac{79}{100}$	$\dfrac{94}{100}$
Combinaison AB (2ᵉ série) .	$\dfrac{64}{100}$	$\dfrac{81}{100}$	
Résultats totalisés	$\dfrac{42}{100}$	$\dfrac{64}{100}$	$\dfrac{87}{100}$

Nous voyons, par le tableau ci-contre, que, si le nombre des succès obtenus a varié suivant l'époque de la vaccination, il a suivi pour chaque vaccin une progression à peu près identique, si bien qu'il y a eu toujours une différence notable entre les résultats obtenus avec les trois vaccins.

Il ressort entre autres que le vaccin A donne des résultats sensiblement inférieurs au vaccin B et le vaccin B des résultats inférieurs au vaccin C.

Pour expliquer l'infériorité de la lymphe A, on nous a objecté que sa durée d'incubation était peut-être bien inférieure à celle des deux autres. Si bien que, en inoculant en même temps la lymphe A et la lymphe C, par exemple, le vaccin C, se développant le premier, pouvait contrarier l'éclosion du vaccin A.

Nous dirons tout d'abord que nous avons observé souvent un léger retard dans l'apparition des pustules du vaccin A, lorsque les deux vaccins se développaient sur le même sujet ; mais, du seul fait que le vaccin A prenait, nous devons conclure que, si son éclosion est retardée par la présence du second vaccin, elle n'est certainement pas empêchée.

Nous pourrions, d'ailleurs, dire que, si le vaccin A

se développe moins rapidement, c'est qu'il est moins virulent. En effet, nous avons observé ce retard dans nombre de vaccinations pratiquées uniquement avec ce vaccin.

Nous pouvons encore nous rendre compte de la différence d'activité des trois vaccins en considérant les succès unilatéraux et simultanés obtenus dans nos vaccinations doubles. C'est ainsi que l'on établit le tableau suivant :

Résultats positifs :	Vaccin A seul	Vaccin B seul	Vacc. A et B simultaném.
Combinaison AB (100 vaccinations).	13	25	36

Résultats positifs :	Vaccin A seul	Vaccin C seul	Vacc. A et C simultaném.
Combinaison AC (100 vaccinations).	6	51	29

Résultats positifs :	Vaccin B seul	Vaccin C seul	Vacc. B et C simultaném.
Combinaison BC (100 vaccinations).	2	17	77

A l'examen de ce tableau, on peut voir que les deux vaccins B et C donnent dans la troisième combinaison des résultats simultanés en nombre bien inférieur à ceux fournis par les combinaisons AB et AC, où intervient le vaccin A. De plus, les résultats unilatéraux de A et de B sont bien inférieurs à ceux où le vaccin C réussit seul.

Nous avons également pratiqué des vaccinations avec le vaccin A, sur des nourrissons de un à trois mois de la consultation gratuite. Sur 27 nourrissons vaccinés, nous avons obtenu 19 succès seulement, ce qui fait une proportion de 69 pour 100 de succès seulement, proportion à peine supérieure à celle obtenue avec le même vaccin chez le nouveau-né.

D'autre part, les résultats de nos vaccinations sur des adultes, c'est-à-dire sur les mères de la Maternité, nous montrent aussi la supériorité du vaccin C sur les vaccins A et B. Témoin le tableau suivant :

Résultats chez des adultes :

$$\text{Vaccin A.} \ldots\ldots\ldots\ldots \quad \frac{39,6}{100}$$

$$\text{Vaccin B.} \ldots\ldots\ldots\ldots \quad \frac{53,5}{100}$$

$$\text{Vaccin C.} \ldots\ldots\ldots\ldots \quad \frac{68}{100}$$

Après avoir considéré les tableaux précédents, nous croyons pouvoir affirmer que le nombre des résultats positifs enregistrés chez le nouveau-né est influencé par la qualité du vaccin employé.

C'est vraisemblablement ainsi que nous devons expliquer en partie les écarts considérables que l'on constate dans les statistiques des différents auteurs.

Ne nous abstenons donc pas de vacciner les nouveaux nés, sous prétexte d'une immunité plus ou moins hypothétique. Avec un bon vaccin et en pratiquant les inoculations avec soin, la vaccination sera presque toujours positive.

CONCLUSIONS

I. La vaccination précoce, c'est-à-dire pratiquée dans
les premières heures qui suivent la naissance, a son
utilité, non seulement en temps d'épidémie, mais en
temps ordinaire, dans les maternités des grandes vil-
les, où les enfants sont susceptibles d'être contaminés
par les germes varioliques.

II. La vaccine évolue chez le nouveau-né avec une
bénignité toute particulière, sans la réaction locale intense et la fièvre que présentent souvent les enfants plus
âgés.

Pour cette raison, nous préconisons d'une façon générale la vaccination hâtive chez tous les enfants à
terme et en parfaite santé.

III. Il n'y a pas de raisons de croire que l'immunité
conférée par la vaccination précoce soit moins durable
que celle conférée par la vaccination pratiquée deux ou
trois mois plus tard.

IV. On ne doit pas tenir compte en pratique de la prétendue immunité du nouveau-né vis-à-vis de la vaccine.

Cependant, la vaccination du tout jeune enfant demande l'emploi d'une lymphe très active et une technique d'inoculation très minutieuse.

V. Les résultats de la vaccination chez le nouveau-né permettent même de se rendre un compte exact de la valeur d'un vaccin.

INDEX BIBLIOGRAPHIQUE

ABLASS (R.), *Die Impfung Neugeborener*, in Greifswald, 1889.

AUVARD, *Traité pratique d'accouchements*, 1898.

BAGINSKY, *Traité des maladies des enfants*, 1892.

BARTHEZ, Vaccination des nouveau-nés *(Union médicale de Paris*, 1891).

BARTHEZ ET SAUVÉ, *Traité des maladies des enfants*, 1891.

BECLÈRE, MENARD, CHAMBON, COULOMB, *Compte rendu de l'Académie des sciences* ,24 juillet 1899.

BEHM (C.), *Zeitschift für Geburthülfe und Gynecologie*, B. III, H. I, 1884.

BERTON, *Traité des maladies de l'enfance*, 1842.

BLANC-SALÈTES, *Réceptivité vaccinale aux différents âges* (th. Lyon, 1900).

BORNE, *Vaccination et revaccination* (th. Paris, 1902).

BOUCHARD ET BRISSAUD, *Traité de médecine*, 1899.

BOUCHUT, *Maladies des nouveau-nés*, 1878.

BOUQUET, *Traité et pratique d'accouchements*, 1900.

BOUSQUET, *De la vaccine*, 1833.

BRIÈRE, *La variole et le vaccin chez le nouveau-né pendant une épidémie à l'hôpital des Enfants trouvés* (th. Paris, 1865).

COMBY, Variole chez les enfants *(Tablettes médicales*, 1899).

— *Traité des maladies de l'enfance*, 1892.

— *Formulaire de thérapeutique et prophylaxie des maladies des enfants*, 1900.

Debove et Achard, *Traité de médecine*, 1897.

— *Traité de thérapeutique.*

Delisle, Vaccin et vaccine (*Médecine moderne*, janvier 1901).

Delobel et Cozette, Vaccine et vaccination (*Presse médicale*, 25 septembre 1897).

Depaul, *Dict. encyclop. des sciences médicales* (Dechambre et Lereboullet), art. Nouveau-né.

Dieulafoy, *Traité de pathologie interne*, 1901.

Dubiquet, *Immunité naturelle et acquise envers la vaccine* (th. Lille, 1890).

Eichhorst, *Traité de pathologie interne*, 1889.

Ermahnung, *Med. Jahrb. d. K. K. Ostern Staates, Wien*, 1847.

Espine (d'), *Dictionnaire de médecine et chirurgie pratique*, art. Vaccine.

Espine (d') et Picot, *Manuel pratique des maladies de l'enfance*, 1889.

Fischer, *Puériculture*, 1903.

Fonssagrives, *Leçons d'hygiène infantile*, 1882.

Friedmann, *Jahrbuch für Kinderheit*, 1895, XXVIII, p. 352.

Gellie, Rapport sur la vaccination hâtive des enfants (*Travaux du Cons. d'hygiène publique de la Gironde*, 1869).

Grancher, Comby, Marfan, *Traité des maladies de l'enfance*, 1897.

Hervieux, *Bulletin Acad. de Médecine*, 1893.

Jaccoud, Traité de médecine, 1883.

Layet, *Traité pratique de vaccine animale*, 1889.

Longet, *Dictionnaire encyclopédique des sciences médicales*, art. Vaccine.

Lop, *Variole et vaccine pendant la grossesse* (th. Paris, 1893).

Palm, Beitrag zur Vaccination Schwangerer, Wocherinnen und Neugeborener (*Arch. f. Gynecologie*, 1901, B. LXII, H. II).

Parola, *De la vaccination*, 1877.

Piéry, Note statistique sur l'immunité vaccinale et sa transmission intra-utérine (*Lyon médical*, mai 1900).

Saint-Yves-Menard, *Contre-indications momentanées de la vaccination*, 1899.

Tarnier, Chantreuil et Budin, *Allaitement et hygiène des enfants nouveau-nés*, 1888.

— *Traité de l'art des accouchements*, 1888.

Vaillard, Sur l'hérédité de l'immunité acquise *(Annales de l'Institut Pasteur*, 1896).

Warlomont, *Traité de la vaccine et de la vaccination humaine et animale*, 1883.

Weill, *Précis de médecine infantile*, 1900.

Wolff, *Verhandlung der Berl. med. Gesellschaft*, 1889.

— *Uber Vaccination neugeborener Kinder*, 1890.

— *Arch. f. path. Anat.* Berlin, 1889.

— *München med. Wehnsch.*, 1889.

— *Wien. med. Wehnschr.*, 1889.

TABLE DES MATIÈRES

Lyon. — Imprimerie A. REY, 4, rue Gentil. — 34808

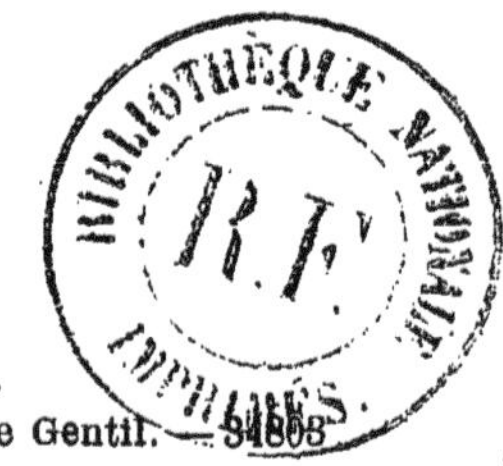

www.ingramcontent.com/pod-product-compliance
Ingram Content Group UK Ltd.
Pitfield, Milton Keynes, MK11 3LW, UK
UKHW021006120726
13693UKWH00004B/1804